*Fernand Papillon*

# Les derniers progrès de la Thérapeutique

*Sciences*

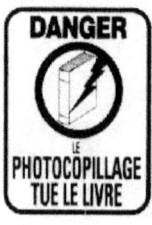 Le code de la propriété intellectuelle du 1er juillet 1992 interdit en effet expressément la photocopie à usage collectif sans autorisation des ayants droit. Or, cette pratique s'est généralisée dans les établissements d'enseignement supérieur, provoquant une baisse brutale des achats de livres et de revues, au point que la possibilité même pour les auteurs de créer des œuvres nouvelles et de les faire éditer correctement est aujourd'hui menacée. En application de la loi du 11 mars 1957, il est interdit de reproduire intégralement ou partiellement le présent ouvrage, sur quelque support que ce soir, sans autorisation de l'Éditeur ou du Centre Français d'Exploitation du Droit de Copie , 20, rue Grands Augustins, 75006 Paris.

ISBN : 978-1977996657

10  9  8  7  6  5  4  3  2  1

Fernand Papillon

# Les derniers progrès de la Thérapeutique

Sciences

# Table de Matières

**Les derniers progrès de la Thérapeutique**  6

## Les derniers progrès de la Thérapeutique

Ce n'est pas encourir le reproche d'ignorance que de douter de la médecine. Ce genre de scepticisme est d'autant mieux porté que beaucoup de médecins confessent volontiers ne pas croire très fermement à la certitude de leur art, et même se complaisent à en affirmer les illusions et l'impuissance, quand ils ne vont pas jusqu'à nier la possibilité de jamais constituer scientifiquement l'ensemble des méthodes curatives. La vérité est que l'art de guérir se réduit à une application de certaines sciences. Dès que ces sciences font des progrès, cet art en doit faire et en fait d'aussi incontestables. C'est en maintenant l'équilibre entre le progrès de l'anatomie, de la physiologie, de la pathologie, de la thérapeutique, d'une part, et celui de la médecine pratique de l'autre, en subordonnant constamment la seconde aux premières, qu'on développera désormais l'art de guérir. L'anatomie enseigne comment sont faits les organes, la physiologie comment ils fonctionnent dans l'état de santé, la pathologie comment ils fonctionnent dans l'état de maladie, la thérapeutique comment ils se comportent en présence des milieux, c'est-à-dire des modificateurs de toute sorte au contact desquels on peut les placer. Ces quatre sciences, aussi positives et méthodiques que toutes les autres branches de la philosophie naturelle, sont les arsenaux où le médecin prend ses armes pour la lutte qu'il livre à la maladie. C'est à lui d'en faire un salutaire usage et de mettre à profit les inépuisables ressources de la science par un coup d'œil prompt, un tact aiguisé et une industrie attentive. C'est à lui de saisir les indices et de ramener, dans une intuition judicieuse, l'ensemble désordonné et confus des symptômes au mécanisme déterminé qui seul les explique. Il s'acquittera de cette tâche avec d'autant plus d'aisance et de succès qu'il connaîtra mieux les vérités scientifiques qui en sont toute la raison. Or ces vérités sont dans un état d'accroissement plus rapide aujourd'hui que jamais. La *Revue* a entretenu souvent ses lecteurs des travaux dus aux physiologistes et aux anatomistes, contemporains, et qui ont tant agrandi la science de la vie. Le moment est peut-être venu de présenter le résumé des dernières investigations thérapeutiques, d'autant plus que depuis peu d'années elles sont entrées dans une voie nouvelle, marquée déjà par de précieuses découvertes. De récents ouvrages, publiés en France et à l'étranger, ne contribuent pas seulement aux progrès de la matière médicale, ils sont pleins de révélations sur les ressorts de la vitalité elle-même.

A l'origine, la pratique médicale fut confondue avec celle du sacerdoce. Les temples étaient en même temps des hôpitaux ; mais nous ne savons rien de précis sur les moyens qu'on y employait pour soulager ou guérir les malades, pas plus que sur les circonstances dans lesquelles se fit la découverte des premiers remèdes. Ce qu'il y a de positif, c'est que ces derniers étaient des plantes. Hippocrate employait l'ellébore, les semences de carthame, la racine de thapsie comme purgatifs. Il ordonnait l'oxymel et l'hydromel, il faisait des frictions et des saignées. En réalité, il usait peu de drogues ; ses moyens curatifs étaient empruntés à la diététique et à l'hygiène, dont il a établi les préceptes salutaires. L'immortel praticien de Cos croyait que les maladies tendent d'elles-mêmes à la guérison. Il admettait l'existence d'une nature médicatrice, dont le médecin doit favoriser le travail par un régime approprié. Asclépiade de Bithynie, disciple d'Hippocrate, paraît être le premier qui ait connu les propriétés narcotiques du pavot. En somme les médecins des écoles de Cos et de Cnide eurent peu de remèdes à leur disposition ; mais les progrès assez rapides de l'histoire naturelle révélèrent bientôt des vertus médicinales dans beaucoup de matières tirées des règnes organiques. Les ouvrages où Aristote et Théophraste ont résumé l'état des connaissances botaniques et zoologiques de leur temps devinrent le guide de l'empirisme thérapeutique sous l'influence duquel furent composés les premiers livres relatifs aux substances médicamenteuses, entre autres les traités de matière médicale de Scribonius Largus et de Dioscoride. Celui de Scribonius a pour titre : *De la composition des médicamens*. Il est dédié à un affranchi de l'empereur Claude. L'auteur en avait rassemblé les matériaux dans les diverses campagnes où il avait suivi les légions romaines comme médecin militaire. Dioscoride, qui vivait sous Néron, fut également attaché aux armées en qualité de médecin, et recueillit dans les pays qu'il parcourut un grand nombre de substances tirées des trois règnes de la nature. De retour à Rome, il fit un choix de celles qui lui parurent de quelque efficacité médicinale, et les décrivit en langue grecque dans un livre important qui nous donne la plus juste idée de la matière médicale de l'antiquité, et qui devait rester classique jusqu'au XVIe siècle. Il en a été de ce livre comme de ceux d'Aristote ; mais nous verrons que cette sorte de soumission à un vieux maître n'a pas empêché le progrès.

Galien, le plus savant et le plus systématique des médecins de l'antiquité, donne une forme et une impulsion nouvelles à la thérapeutique. Venu peu de temps après Dioscoride, il prétendit indiquer le meilleur parti à tirer des armes rassemblées par ce dernier dans l'arsenal de la pharmacie. Autant Hippocrate était convaincu qu'il faut laisser la nature agir presque seule dans les maladies, autant le médecin de Pergame croyait à la nécessité d'administrer beaucoup de remèdes. Aux méthodes expectantes, il substitua l'usage abondant des drogues et suggéra l'invention de ces mélanges complexes connus sous le nom d'*électuaires*. Le galénisme est l'origine de la polypharmacie. On admettait, sous l'empire des idées auxquelles ce médecin donna une consistance définitive, que, chaque substance conservant sa vertu propre au milieu de l'amalgame commun, celui-ci jouissait des propriétés de tous les ingrédients employés pour le préparer, et formait ainsi une panacée souveraine contre une infinité de maux. La plus fameuse de ces compositions est la *thériaque*, que Bordeu appelle le chef-d'œuvre de l'empirisme, et à laquelle il a consacré une page pleine de verve. Préparée d'abord par Mithridate, elle reçut sa dernière perfection des mains d'Andromaque, médecin de Néron. La thériaque renfermait une centaine d'ingrédients variés, minéraux, végétaux et animaux, dont quelques-uns très bizarres, comme la terre de Lemnos et la chair de vipère. Pendant longtemps, cet électuaire opiacé devait occuper une place importante dans les pharmacopées. On le fabriquait avec pompe, et les vertus en étaient si appréciées que les hommes riches en avaient toujours chez eux une provision.

À partir de Galien, la médecine est étroitement associée à la scolastique. Plus on avance, plus elle se confond aussi avec la théosophie et la sorcellerie. Le microcosme ne fut plus qu'une représentation du macrocosme ; on était convaincu qu'il existe une liaison intime entre le corps humain et les astres, et le médecin était tenu de consulter ces derniers avant d'administrer un remède. Un praticien de ce temps à qui l'on demandait si la tisane d'orge couvrent aux personnes atteintes de fièvre répondit que cette boisson ne saurait leur être utile, puisqu'elle est une substance, tandis que la fièvre est un accident. Voilà le bénéfice apparent que la médecine retirait de cette association. Pendant près de mille ans, il se fit, dans les langes de ce mysticisme, un travail des plus extraordinaires, — quelques-uns disent des plus funestes, mais ils ont tort. Cette subtile dialectique de l'école est le lien qui rattache Platon et Aristote à la philosophie moderne et perpétue la tradition spéculative. Cette ardente recherche de la pierre philosophale est le terrain ou s'élaborent lentement, les germes de l'avenir. Cette chimère de l'élixir de longue vie est l'occasion d'une quantité d'essais empiriques, dont profite, bon gré, mal gré, l'art de guérir. Pendant que l'on croit que tout reste stationnaire et enveloppé de ténèbres, il se trouve qu'au XVe siècle déjà les écoles d'Arabie et de Salerne d'une part, les alchimistes de l'autre, ont enrichi la matière médicale d'une foule de précieuses substances, telles que plusieurs sels d'antimoine, le sel de Saturne, le foie de soufre, l'éther, l'ammoniaque, le précipité rouge, les acides nitrique, sulfurique et muriatique, l'alcool, etc.

Aussi, quand au commencement du XVIe siècle Paracelse attira l'attention de l'Europe, le moment était propice à l'entreprise de ce médecin fameux. Paracelse est le principal promoteur de la thérapeutique chimique, et a exercé par là une influence considérable sur les destinées de la médecine. Le premier il représenta la chimie comme le vrai moyen de préparer les médicaments, combattit l'abus des mélanges compliqués et souvent inertes de la polypharmacie galénique, et fit voir la nécessité d'isoler les quintessences, les principes actifs des simples. Il remit en honneur l'opium presque oublié. Il préconisa l'usage des substances énergiques empruntées au règne minéral, et montra l'efficacité thérapeutique des sels de mercure, de fer, d'arsenic, d'antimoine, d'étain, d'or, etc. Ses cures heureuses furent aussi célèbres que les désordres de son existence, Paracelse conserva les formes de langage de ses contemporains, et même en abusa. Ses ouvrages sont pleins des termes mystiques de la théosophie et de la cabale, mais au fond c'était un esprit parfaitement émancipé, auquel on pardonne sa jactance en souvenir de l'opposition qu'il rencontra, et sa folie apparente quand on songe à la justesse de ses idées fondamentales.

Le XVIIe siècle, qui a été la plus belle époque du progrès des sciences et de la grandeur littéraire, vit la thérapeutique s'enrichir de remèdes héroïques : l'émétique, le quinquina, l'ipéca. L'emploi de ces drogues a été inauguré dans des circonstances particulières auxquelles se rattachent les épisodes les plus curieux de l'histoire de la médecine. Divers composés d'antimoine, comme nous l'avons vu, avaient été employés avant le XVIIe siècle, mais le plus précieux de tous, l'émétique ou tartre stibié, fut préparé pour la première fois vers 1630. La découverte et l'usage de ce nouveau composé antimonial firent renaître d'anciennes disputes ; pendant longtemps, il donna lieu, entre les médecins et dans la Faculté, aux discussions les plus acharnées et quelquefois les plus comiques. Tandis qu'Eusèbe Renaudot publiait en 1653 *l'Antimoine Justifié et l'antimoine triomphant*, Jacques Perreau ripostait en 1654 par le *Rabat-joie de l'antimoine triomphant d'Eusèbe Renaudot* ; Perreau affirmait qu'un religieux, voulant purger les frères de son couvent avec le remède en question, ne parvint qu'à les empoisonner tous, d'où le nom d'antimoine. La querelle s'envenima bien davantage quand un des esprits les plus mordants, mais aussi les plus réactionnaires d'alors, le même qui niait la circulation du sang, le fameux Gui-Patin, vint joindre ses sarcasmes à ceux des détracteurs de l'émétique. Il ne désignait le tartre stibié que sous le nom de *tartre stygié*, le tenant pour aussi funeste que les eaux du Styx, dont il lui semblait provenir. Cependant Louis XIV, à qui ses médecins osèrent en prescrire une assez forte dose pendant une maladie qu'il eut à Calais, s'en trouva bien. Ce fut un échec sérieux pour les adversaires de l'antimoine.

Le nom du grand roi est lié aussi à l'introduction mémorable de deux autres remèdes importants dans la thérapeutique, le quinquina et l'ipéca. Le quinquina croît spontanément et en abondance dans les forêts de la Cordillère. Il est probable que ses propriétés fébrifuges étaient utilisées depuis longtemps par les indigènes de ces contrées, lorsqu'en 1638 le corregidor de Loxa l'administra pour la première fois à la comtesse del Cinchon, vice-reine espagnole au Pérou. Cette dame était atteinte d'une fièvre tierce très opiniâtre dont le médicament triompha sans peine. Aussitôt que cette cure merveilleuse fut connue dans la ville, les bourgeois de Lima envoyèrent des députés au vice-roi pour le prier de répandre le nouveau médicament. Leurs vœux furent écoutés. On fit venir de Loxa et de Cuença une grande quantité de quinquina que la vice-reine distribua elle-même aux habitants, et qui fut depuis lors appelé *poudre de la comtesse*.[1] En 1640, del Cinchon revint en Espagne, et son médecin, Juan del Vego, rapportait une cargaison considérable de l'écorce fébrifuge qu'il vendit fort cher. Les jésuites espagnols en firent bientôt l'objet d'un commerce lucratif, et c'est ainsi qu'elle entra dans la pharmacopée d'Europe. Cependant l'usage n'en fut point d'abord très commun. En 1679, un médecin anglais du nom de Talbot fit prendre un remède secret au fils de Louis XIV qui avait des accès rebelles de fièvre intermittente. Le dauphin recouvra très vite la santé, acheta le secret de Talbot au prix de 48,000 livres, et accorda une pension viagère à ce médecin. En outre le remède, qui n'était qu'une teinture vineuse de quinquina, fut publié par les soins du monarque. De même que l'émétique, l'écorce du Pérou donna lieu dans les écoles à de longues disputes, auxquelles, chose singulière, vinrent se mêler des passions politiques et religieuses ; mais le quinquina triompha de toutes les oppositions, et, grâce aux efforts de Sydenham, de Morton et de Torti, tous les praticiens s'accordèrent bientôt à en reconnaître les vertus bienfaisantes.

L'ipécacuanha fut apporté et employé pour la première fois en France en 1672 par un médecin nommé Legras, qui revenait du Brésil. Celui-ci ne sut point faire apprécier les énergiques propriétés purgatives et vomitives de cette racine. Quelques années plus tard, un autre médecin beaucoup plus entreprenant, Adrien Helvétius, résolut de faire fortune avec cette drogue. Il placarda dans les rues de Paris des affiches annonçant un remède infaillible contre la dyssenterie. Par une coïncidence heureuse pour lui, plusieurs gentilshommes de la cour et le dauphin lui-même, fils de Louis XIV, étaient alors atteints de cette maladie. Le roi, informé par Colbert du secret d'Helvétius, chargea un de ses médecins d'entrer en arrangements avec le possesseur du spécifique. La drogue fut d'abord essayée dans les salles de l'Hôtel-Dieu ; une fois que l'efficacité en eut été bien constatée, on compta

---

[1] La Condamine donna, un siècle plus tard, en 1738, la première description complète de l'arbre qui fournit le quinquina. Son travail servit de base à Linné pour déterminer les caractères du genre, auquel il donna le nom de *cinchona*, en souvenir de la comtesse del Cinchon.

1,000 louis d'or à Helvétius sans préjudice des dignités médicales auxquelles on se réservait de l'élever plus tard. L'ipéca se répandit très vite en France et dans le reste de l'Europe ; Leibniz lui-même ne dédaigna point d'en faire un chaleureux éloge. Il est à remarquer d'ailleurs que presque tous les grands métaphysiciens se sont occupés de médecine. Descartes, Malebranche, Berkeley, non-seulement étaient versés dans cette science, mais encore y consacraient une part de leurs méditations rénovatrices et même de leurs expériences. Sous leur influence, les études de médecine reçurent une activité et une précision, nouvelles. On importa dans la biologie les méthodes et les systèmes de la physique et de la chimie, on rechercha la combinaison des forces et la composition des organes de l'économie. La philosophie, en pénétrant la médecine, lui communiqua l'ardeur de chercher et le désir de lumière. Les spéculations du XVIIe siècle, ne l'oublions pas, sont le vrai point de départ de la magnifique élaboration scientifique dont cette époque et la suivante nous offrent le spectacle.

Le XVIIIe siècle suivit docilement dans les sciences l'impulsion de l'âge précédent. C'est alors que Bordeu, avec sa verve béarnaise et son étincelant génie médical, propagea l'usage des eaux minérales et surtout des eaux sulfureuses et thermales des Pyrénées, peut-être les plus actives de toutes. Il recommanda d'en boire, et les rendit célèbres par le talent avec lequel il sut en démontrer les effets. De grands médecins italiens étudiaient de très près l'action du quinquina. L'opium acquit, à partir du XVIIe siècle, une vogue extraordinaire. L'illustre Sydembam, en décrivant la dyssenterie épidémique des années 1669-1672, s'écrie, après avoir expliqué la préparation du laudanum, qui a conservé son nom : « Je ne puis m'empêcher de féliciter le genre humain de ce que le Tout-Puissant lui a fait présent de ce remède qui convient dans un plus grand nombre de cas qu'aucun autre et qui les surpasse tous en efficacité. Sans lui, l'art de guérir cesserait d'exister ! » Les effets de ce remède provoquèrent cependant des discussions violentes et longues, auxquelles se rattache le nom de Brown. Ce médecin, qui professait à Edimbourg au milieu du XVIIIe siècle, y enseignait une théorie des effets de l'opium qui séduisit tellement ses disciples que ceux-ci lui élevèrent une statue avec ces mots gravés sur le piédestal : *Opium, me hercle, non sedat*. Brown contestait en effet avec passion les vertus calmantes du suc de pavot. Il le rangeait parmi, les excitants, et, pour prouver qu'il avait raison, il en avalait des doses énormes à ses leçons quand sa parois venait à languir. C'est dans la même école d'Edimbourg que professait Cullen, un des grands médecins du XVIIIe siècle. On lui doit la découverte de la principale propriété de la digitale, qui est de ralentir le mouvement du cœur, et par suite de diminuer la fréquence du pouls. Déjà Withering et Charles Darwin en avaient reconnu les vertus diurétiques et l'efficacité contre ; l'hydropisie, mais c'est à Cullen que revient l'honneur d'avoir mis en évidence ce fait considérable, que la digitale est *l'opium du cœur*.

Les progrès rapides de la chimie à cette époque ne pouvaient rester sans influence sur ceux de la thérapeutique. Ils avaient pour une part donné naissance à de nouveaux systèmes sur la maladie, ils procurèrent aux praticiens des drogues excellentes. C'est du XVIIIe siècle que datent l'emploi des sels purgatifs de magnésie, la découverte faite par Goulard de l'acétate de plomb et des énergiques propriétés astringentes qui le caractérisent, l'emploi, recommandé par Odier, des sels de bismuth. Dans le même temps, Van Swieten rendit célèbre la solution de sublimé corrosif qui a conservé son nom, et qu'il substitua aux incommodes préparations mercurielles usitées avant lui. Ces acquisitions utiles favorisaient sans doute le développement de l'art, mais elles n'éclairaient pas beaucoup la science en elle-même, et le moment approchait où il faudrait enfin se demander comment et pourquoi agissent ces drogues. On y avait à peine songé avant Bichat.

Bichat, après avoir renouvelé l'anatomie et la physiologie, puis la pathologie, eut aussi l'ambition de réformer la thérapeutique. Frappé de la confusion et de l'incertitude de cette science, il pensa qu'on pourrait la perfectionner en étudiant méthodiquement l'action des substances médicamenteuses non pas sur les maladies, qui sont des phénomènes complexes, mais sur les tissus. Dans ce dessein, il entreprit à l'Hôtel-Dieu, où il venait d'être nommé médecin, — il avait alors trente ans, — une série d'expériences précises touchant l'effet des remèdes. Plus de quarante élèves commençaient à l'aider dans cette besogne, et il rendait compte, dans chacune des leçons du cours qu'il faisait sur ces matières, des résultats obtenus ; mais le destin ne lui permit pas d'aller loin dans cette voie inexplorée, il succombait le 3 thermidor an X, à peine âgé de trente-deux ans. C'est ainsi que des travaux qui eussent dès le commencement de ce siècle imprimé une direction nouvelle à la thérapeutique furent étouffés par la mort du grand homme qui en avait conçu l'idée, et qui en aurait certainement poursuivi avec succès l'exécution difficile. A la vérité, cet étonnant génie était trop en avance sur son temps. Parmi les médecins qui vinrent immédiatement après lui, aucun n'aperçut l'importance ou ne se sentit capable de tenter la réalisation du programme de Bichat. La science devait attendre plus de cinquante ans les investigations qui ont ruiné l'empirisme et donné à la thérapeutique son établissement définitif. C'est à M. Claude Bernard que l'on doit cette rénovation, et il ne fallait pas moins pour l'entreprendre et la faire triompher que les qualités de ce biologiste, c'est-à-dire le vif et juste sentiment du déterminisme absolu des opérations de la vie, une conception hardie et nette des problèmes, une ingénieuse industrie et une savante précision dans les expériences. II. L'empirisme est si vivace, la tradition si puissante, que, lorsque M. Bernard entreprit, il y a une vingtaine d'années, ses premiers travaux de thérapeutique scientifique et en expliqua les principes, il eut à lutter contre la résistance des plus célèbres médecins. Ceux-ci, parmi lesquels il faut citer Trousseau, — esprit merveilleusement brillant et souple, doué des plus éminentes facultés de l'artiste, qui remplaçaient chez lui celles du savant, — ceux-ci continuèrent à soutenir que l'action des remèdes ne peut pas être ramenée à des lois fixes, et que les opérations de la vie échappent à toute détermination précise. M. Claude Bernard a exposé plusieurs fois, dans cette *Revue*, les raisons victorieuses par lesquelles on réfute ces assertions peu philosophiques. Il a développé, dans plusieurs mémoires, les méthodes qui permettent de résoudre avec rigueur les problèmes de la thérapeutique, et il a joint l'exemple au précepte dans ses recherches sur le curare, l'oxyde de carbone, l'éther, la nicotine, les alcaloïdes de l'opium, etc. Ses méthodes sont l'application des règles mêmes du cartésianisme. « Il faut analyser, dit-il, les actions complexes et les réduire à des actions plus simples et exactement déterminées… Les expériences sur les animaux permettent seules de faire convenablement des analyses physiologiques qui éclaireront et expliqueront les effets médicamenteux qu'on observe chez l'homme. Nous voyons en effet que tout ce que nous constatons chez l'homme se retrouve chez les animaux, et *vice versa*, seulement avec des particularités que la diversité des organismes explique ; mais au fond la nature des actions physiologiques est la même. Il ne saurait en être autrement, car sans cela il n'y aurait jamais de science physiologique, ni de science médicale. » Un des plus éminents chirurgiens de notre temps, M. Sédillot, a de son côté démontré que la thérapeutique chirurgicale ne peut avoir d'autre fondement que l'invariabilité des phénomènes de la vie dans leurs rapports de causes à effets. Il a fait comprendre qu'il fallait établir l'art sur l'unité et la généralité de la science, au lieu de le laisser à la merci de la fantaisie individuelle. On voit maintenant de la façon la plus claire, grâce aux efforts de ces deux savants, comment peut être faite avec profit l'étude des ressources multiples auxquelles le médecin a recours pour le traitement des maladies.

Sous l'empire de ces idées, M. Bernard a étudié les divers principes actifs contenus dans l'opium, au point de vue de leur influence comparative sur les fonctions animales, et il a constaté qu'ils présentent des propriétés non-seulement différentes, mais opposées. Il a fait plus de deux cents expériences avec la morphine, la narcéine, la codéine, la narcotine, la papavérine et la thébaïne. Ces recherches ont démontré que, parmi ces six principes, trois seulement provoquent le sommeil : ce sont la morphine, la narcéine et la codéine. Les trois autres n'ont pas d'action soporifique ; ils jouissent d'un pouvoir soit excitant, soit toxique, qui tend plutôt à contrarier ou à modifier l'effet narcotique des précédents. Dans l'ordre soporifique, la narcéine est au premier rang, la morphine au second et la codéine au troisième. Comme excitant, la thébaïne a plus d'énergie que la narcotine, et celle-ci en a plus que la codéine. Enfin, quant à la puissance toxique, M. Bernard les dispose dans l'ordre suivant, en commençant par le plus vénéneux : thébaïne, codéine, papavérine, narcéine, morphine, narcotine. On voit que l'auteur de ces recherches ne s'est pas contenté de caractériser les différences d'action propres aux alcaloïdes de l'opium, mais qu'il a mesuré aussi le degré de l'intensité avec laquelle chacun d'eux manifeste le genre d'activité physiologique ou thérapeutique qui lui appartient.

Ces études ont été reprises tout dernièrement par M. Rabuteau.

Cet observateur a examiné l'action des alcaloïdes de l'opium sur la sensibilité et sur l'intestin, et il les a expérimentés méthodiquement sur l'homme aux hôpitaux de la Charité et de la Pitié. L'ordre dans lequel on peut ranger les divers principes de l'opium, au point de vue de leur activité, n'est pas le même chez l'homme et chez les animaux. Ainsi M. Rabuteau a vu que la morphine, qui est relativement peu toxique chez ces derniers, l'est au premier chef chez l'homme. La narcéine fait mieux dormir les bêtes que la morphine, tandis que c'est l'inverse pour nous. Cependant la première, quoique moins efficace que la seconde, quant à l'analgésie (suppression de la douleur) et à l'hypnotisme (production du sommeil), paraît devoir lui être préférée en thérapeutique. La narcéine provoque, à la dose de 25 centigrammes, un sommeil calme et réparateur, suivi d'un réveil après lequel on n'éprouve aucun des troubles qui suivent l'ingestion de la morphine, tels que lassitude et dégoût. Elle doit être préférée aussi comme analgésique, car en abolissant la douleur chez les malades, elle y détermine un état de bien-être précieux ; rien n'est meilleur pour les névralgies par exemple. Enfin la narcéine et la morphine ont une propriété qui explique les effets si connus de l'opium dans les flux intestinaux.

Ces travaux montrent une fois de plus combien la thérapeutique profite de la chimie, et quelle constante liaison il y a entre le perfectionnement de l'une et le progrès de l'autre. Tant que l'opium fut un mystère pour les chimistes, il en fut un aussi pour les médecins. Le jour où la matière de cette drogue complexe fut décomposée en un certain nombre de principes bien définis, et où la nature du mélange fut établie avec certitude, ce jour-là il devînt possible de décomposer, non plus la matière, mais la force physiologique de l'opium, et de la ramener à un petit nombre d'énergies distinctes. Aujourd'hui, grâce aux travaux de M. Bernard et de M. Rabuteau, les médecins se rendent compte des tâtonnements de l'ancienne thérapeutique concernant l'emploi des opiacés, et ils ont désormais le pouvoir d'agir avec certitude sur telle, et telle fonction, en administrant tel et tel alcaloïde pur dont les propriétés sont connues.[1]

---

1 Quelques-uns des résultats de M. Bernard et de M. Rabuteau ont été contestée dernièrement par M. Bouchat. Ces divergences tiennent peut-être à l'emploi de sels impurs.

En joignant à l'influence de la morphine ou de la narcéine celle du chloroforme, on donne encore naissance à des phénomènes très curieux. M. Bernard avait déjà vu que l'anesthosie chloroformique se prolonge chez les animaux lorsque ceux-ci ont pris de l'opium. M. Nussbaum, ayant pratiqué une injection sous-cutanée d'acétate de morphine chez un malade qu'il opérait et qui était soumis à l'action du chloroforme, vit que l'opéré ne se réveilla pas comme d'ordinaire et dormit tranquillement pendant douze heures. Durant ce sommeil, il était insensible à la douleur. MM. Goujon et Labbé ont vérifié et appliqué ce fait dans leur pratique, et reconnu qu'en associant des doses faibles de chloroforme et d'un sel de morphine on détermine pour plusieurs heures une insensibilité complète sans qu'il y ait nécessairement sommeil. M. Rabuteau a exécuté enfin l'expérience que voici. Un chien à qui on avait donné 5 centigrammes de narcéine, et qui fut ensuite endormi par le chloroforme, ne sentait plus rien au réveil. Il marchait dans le laboratoire, reconnaissait la voix qui l'appelait, mais était totalement privé de l'usage de son système nerveux sensitif. On pouvait le pincer, le piquer, lui marcher sur les pattes sans qu'il manifestât la moindre souffrance. Cet état, extraordinaire chez un animal parfaitement éveillé, dura plusieurs heures ; le lendemain la sensibilité était revenue.

Du chloroforme au chloral, la transition est naturelle. Le chloral, qui fut découvert en 1832 par MM. Dumas et Liebig, diffère de l'alcool ordinaire par du chlore en plus et de l'hydrogène en moins.[1] Pendant près de quarante ans, cette substance reste sans emploi ; on n'en soupçonne pas les propriétés physiologiques. Enfin en 1868 un chimiste allemand, M. Liebreich, se rappelant que le chloral peut être dédoublé par les alcalis en chloroforme et en acide formique, se demande si un semblable dédoublement n'aurait pas lieu dans l'organisme vivant aussi bien que dans une cornue de laboratoire. Il tente l'expérience, et la nature lui répond par une affirmation éclatante. Le chloral se décompose dans l'économie au contact des alcalis du sang ; il y engendre du chloroforme, mais avec une telle mesure et une telle lenteur que le sommeil provoqué peut durer plusieurs heures. Ce sommeil, moins profond et plus calme que

---

[1] Ce corps peut être considéré comme de L'aldéhyde trichloré. Les chimistes le représentent par la formule $C_2H,Cl_2O$.

celui qu'on obtient avec le chloroforme, a de plus cet avantage de pouvoir être prolongé sans inconvénient avec de nouvelles doses du composé anesthésique. Le succès du chloral a été rapide. Depuis 1832 jusqu'en 1868, on en avait préparé quelques kilogrammes pour les besoins de la science ; aujourd'hui les fabriques de Berlin, à elles seules, en livrent au commerce 100 kilogrammes par jour. Cette vogue est justifiée et durera, d'autant plus que le chloral n'est pas seulement pour la médecine ce que le chloroforme est pour la chirurgie. Il diminue notablement le pouvoir excito-moteur de la moelle épinière, et à ce titre il rend des services remarquables dans le traitement de plusieurs affections ; mais c'est surtout pour calmer les atroces et persistantes douleurs, comme celles du rhumatisme aigu, qu'on l'emploie chaque jour.

Le pavot renferme plusieurs alcaloïdes dont les actions respectives ne se ressemblent point. Diverses plantes présentent la même complexité au point de vue thérapeutique ; d'autres au contraire, comme la ciguë et la belladone, ne contiennent qu'un seul alcaloïde. La cicutine, extraite de la ciguë, et l'atropine, retirée de la belladone, ont fait depuis peu de temps l'objet de recherches intéressantes. MM. Martin Damourette et Pelvet, qui ont étudié la ciguë, ont vérifié par l'expérimentation l'exactitude des détails historiques qui nous sont parvenus sur les symptômes qu'éprouva Socrate après avoir avalé le mortel breuvage. L'atropine a ouvert une voie nouvelle au traitement des maladies des yeux, grâce à la curieuse propriété qu'elle possède de dilater la pupille de l'œil lorsqu'on l'instille dans cet organe, ou lorsqu'on l'ingère par les voies habituelles. Une quantité infinitésimale de ce principe actif suffit pour déterminer presque immédiatement ce phénomène, dont M. Harley a le premier signalé l'importance. La connaissance précise des effets de l'atropine, qui agit d'ailleurs sur tout le système nerveux, permet d'expliquer les circonstances étranges, entre autres le délire extraordinaire, dont parlent les anciens auteurs en décrivant certains empoisonnements par la belladone.

Il existe une substance qui exerce sur l'appareil de la vision une influence diamétralement opposée à celle de l'atropine ; c'est la *fève de Calabar*, dont les propriétés ont été découvertes en 1863 par un habile médecin d'Edimbourg, M. Fraser. Cette graine (ou plutôt l'alcaloïde qu'elle contient, et qui a été isolé en 1865 par un chimiste français, M. Vée) détermine une contraction, un resserrement si énergique de la pupille de l'œil, que cet orifice s'oblitère presque complètement. La constriction pupillaire atteint son maximum environ une heure après l'ingestion de la substance active, et y persiste environ trois heures, puis elle disparaît lentement. Cette action sur les muscles qui président aux mouvements de l'iris dépend de l'excitation d'un nerf particulier. L'atropine paralyse ce nerf, ce qui provoque une dilatation de la pupille. Il y a donc antagonisme entre le principe actif de la fève de Calabar et l'atropine, et l'expérience démontre que les effets de l'une annulent ceux de l'autre. Les ophthalmologistes commencent à utiliser ces propriétés.

On voit que chaque alcaloïde, indépendamment d'une action générale sur l'économie, en a une spéciale sur un certain système ou sur un certain organe. Or la digitale est un poison ou un remède du cœur. Après Cullen, qui avait pourtant si bien marqué la véritable utilité de ce remède, il ne fut guère employé que comme diurétique. Dans ces dernières années seulement, M. Traube, professeur à Berlin, et M. Hirtz, professeur à Strasbourg, ont repris l'étude de ce végétal, et remis en lumière par des expériences et des faits cliniques l'importance de l'action qu'il exerce sur la circulation et la chaleur de l'économie. Grâce au pouvoir qu'il a de ralentir les battements du cœur et par suite de refréner les mouvements du sang, cet agent est salutaire dans toutes les maladies, surtout dans celles d'un caractère fébrile, où il faut modérer l'activité du feu intérieur. La digitale doit ces propriétés à une matière qui jusqu'ici n'avait pu être isolée complètement. On n'en savait retirer qu'une substance amorphe, jaunâtre et complexe, d'une énergie variable. Il y a quelques mois, un chimiste habile, M. Nativelle, est parvenu à en extraire un principe d'une composition bien définie, en fines aiguilles cristallines, blanches, extrêmement amères, et qui est la vraie digitaline. L'Académie de médecine a décerné un prix extraordinaire à l'auteur de cette découverte. La digitaline préparée par le nouveau procédé est tellement active qu'à la dose d'un quart de milligramme seulement, chez l'homme, elle agit sur les mouvements du cœur, et qu'à celle de 5 milligrammes elle donnerait la mort. D'autre part cet effet est si caractéristique et si sûr que, lorsque la digitaline existe dans un mélange en si petite quantité qu'on ne l'y puisse déceler par des réactions chimiques, on a un moyen infaillible de l'y reconnaître en examinant l'action du mélange sur le cœur d'une grenouille. C'est l'artifice auquel on eut recours, il y a quelques années, dans une affaire fameuse d'empoisonnement par la digitaline. Les médecins emploient aussi depuis peu de temps un autre alcaloïde, la vératrine, qui, comme le précédent, exerce une action énergique sur les fibres musculaires et surtout sur celles du cœur, et rend des services dans les inflammations des organes intérieurs, surtout dans la fluxion de poitrine.

Il convient de dire ici quelques mots de l'*eucalyptus globulus*, dont on parle tant depuis quelques années. L'eucalyptus, apporté récemment d'Australie par M. Ramel dans le midi de l'Europe, où il s'acclimate très bien, est un arbre gigantesque de la famille des myrtacées. Il contient une huile volatile qui communique aux feuilles et à l'écorce des propriétés qui sont mises à profit depuis peu en thérapeutique, grâce aux efforts de deux médecins français, M. Gimbert et M. le professeur Gubler. L'essence d'eucalyptus émousse la sensibilité réflexe de la moelle épinière, et par là calme la toux et l'oppression dans un grand nombre de maladies pulmonaires. Par l'action qu'elle exerce sur les muqueuses, elle mérite une place au premier rang des agents de la médication anticatharrale. Prosper Mérimée, qui a passé les dernières années de sa vie à Cannes, y fumait d'habitude des cigarettes d'eucalyptus et paraissait en éprouver un grand soulagement. Outre cette essence, l'arbre australien renferme un principe amer, très efficace contre les états morbides intermittents, surtout contre les fièvres paludéennes. Dans l'Amérique du Sud, en Espagne, en Corse, en Algérie, en Roumanie, l'infusion d'eucalyptus commence en effet à jouir d'une certaine vogue comme fébrifuge, et on y a recours avec d'autant plus d'empressement qu'elle triomphe souvent de cas rebelles à l'action du quinquina. Une heureuse salubrité est d'ailleurs l'apanage des contrées où ce végétal est très répandu. Les émanations balsamiques qu'il exhale constamment parfument l'air et l'épurent. Les voyageurs et les médecins qui en ont étudié de près l'économie physiologique sont convaincus qu'il pourrait être employé avantageusement pour assainir les pays marécageux où la fièvre est endémique, non-seulement en modifiant l'atmosphère, mais encore en desséchant le sol et en y empêchant le développement de la végétation aquatique d'où naissent les miasmes.

Les médicaments nouveaux dont il vient d'être question sont tous des composés organiques, c'est-à-dire provenant plus ou moins directement des substances végétales ou animales. La thérapeutique emploie aussi un grand nombre de médicaments minéraux. Il en est peu parmi ces derniers dont l'introduction dans la pratique soit de date récente. L'un d'entre eux cependant, à peine employé il y a quelques années, a pris depuis peu dans le traitement des maladies nerveuses une place très importante : c'est le bromure de potassium. Ce sel, dont les physiologistes avaient reconnu l'action hypothénisante sur les nerfs et les vaisseaux, a été adopté récemment par les praticiens comme un remède contre les affections nerveuses et surtout contre l'épilepsie. Administré à la dose de plusieurs grammes par jour, il exerce l'action sédative la plus marquée sur cette terrible névrose ; s'il ne la guérit pas complètement, il détermine du moins une rémission prolongée des accidents, et toujours il calme les secousses, les soubresauts et l'irritabilité des malades. Les observations faites en Angleterre et en France, sur une grande échelle, depuis sept ou huit ans, ne laissent pas de doute sur la réalité de ce résultat. Un autre médicament minéral, employé depuis longtemps, l'acide arsénieux, est devenu, grâce aux derniers travaux de M. Magitot, un des agents les plus sûrs de la thérapeutique dentaire : il jouit de la singulière propriété de provoquer la réparation de l'ivoire.

Les faits qui viennent d'être cités attestent une féconde activité des études de thérapeutique scientifique durant les dix dernières années, et ils constituent la meilleure réponse qu'on puisse opposer au scepticisme en matière de médecine. Sans se bercer d'illusions, on peut croire que ce progrès ne s'arrêtera point. Nous n'en voulons pour preuve que l'ardeur réelle avec laquelle ces recherches sont aujourd'hui poursuivies dans tous les pays. Ainsi que ledit M. Rabuteau au début de l'ouvrage complètement neuf qu'il vient de publier, nous ne pouvons plus nous contenter de savoir qu'un médicament guérit, nous voulons savoir aussi comment il opère. Ce genre de curiosité s'est emparé de presque tous les médecins, et ceux même qui ne semblent pas croire que la thérapeutique mérite le nom de science font volontiers des essais pour apprendre à mieux connaître le mécanisme des actions médicamenteuses.

Existe-t-il un rapport entre la nature chimique des corps et le degré de leur pouvoir toxique et thérapeutique ? Il est permis aujourd'hui de répondre à cette question d'une manière affirmative. Depuis longtemps on avait fait à ce sujet quelques remarques empiriques. Ainsi on savait que les sels des métaux lourds sont plus actifs que ceux des métaux légers, que les sels de plomb et de mercure tînt des propriétés vénéneuses, tandis que les sels de soude et de magnésie sont relativement innocents ; mais il n'y avait là qu'une comparaison sans rigueur. C'est M. Rabuteau qui a formulé la relation générale entre l'énergie physiologique des composés minéraux et leur nature chimique. L'énergie des sels métalliques solubles est en raison directe du poids atomique du métal contenu dans le sel. Les poids atomiques des métaux étant en raison inverse des chaleurs spécifiques, la loi de M. Rabuteau peut encore être énoncée sous cette forme : les métaux sont d'autant plus actifs que leur chaleur spécifique est plus faible. La loi est la même pour les métalloïdes de la famille de l'oxygène ; elle est inverse pour ceux qui sont congénères du chlore et pour ceux de la classe de l'arsenic.[1] L'infatigable investigateur a entrepris, il y a six ans, des expériences, constamment poursuivies jusqu'à ces derniers temps, pour établir ces lois, dont l'Académie des Sciences a consacré la découverte par une récompense éclatante. Il est aisé d'en apprécier l'intérêt pratique. Lorsqu'un médecin aura désormais à choisir entre divers sels, il lui suffira pour en connaître immédiatement les activités respectives, et par suite pour en déterminer les doses, de consulter une table des poids atomiques. Lorsqu'un physiologiste voudra éprouver l'action d'un composé métallique, il pourra en prédire l'intensité relative et régler en conséquence ses expérimentations. Quand, il y a quelques années, on essaya sur les animaux l'influence des sels de thallium, un des métaux que l'analyse spectrale venait de révéler, on fut tout surpris de constater que ces sels, si ressemblants d'ailleurs à ceux de soude et de potasse, étaient néanmoins fortement toxiques. C'est que le poids atomique du thallium est très élevé ; sa puissance vénéneuse est donc en parfait accord avec la loi de M. Rabuteau.

Le perfectionnement de l'art médical est ainsi lié de la façon la

---

1 Ce dernier point a été établi tout récemment par M. Ritter.

plus étroite au progrès de nos connaissances sur l'action réelle des substances toxiques et médicamenteuses. Pour étendre ces connaissances, il faut suivre l'exemple et les méthodes de M. Bernard dans l'examen des effets produits sur les tissus animaux. Il importe aussi, comme l'a recommandé M. Dumas, d'essayer l'action de toutes ces substances nouvelles que crée depuis quelque temps la chimie organique, et dont plusieurs recèlent certainement des vertus médicinales. L'étude de ces effets est très délicate, et il est nécessaire que les savants qui l'entreprennent puissent manier avec une égale habileté les instruments de la physique, de la chimie et de la physiologie. Il ne s'agit pas seulement d'analyser les symptômes apparents provenant du dérangement des organes, de discerner les parties atteintes et de déterminer le genre d'altération qu'elles ont éprouvé, il est indispensable de rechercher les changements survenus dans la composition immédiate des sécrétions et des excrétions ainsi que les voies et les modes d'élimination de la substance active, enfin de mesurer les changements de température, de pression, de force musculaire, etc., par lesquels se traduit l'action thérapeutique. Pour mener à bonne fin une investigation aussi complexe, on se sert des instruments ordinaires de la vivisection, d'appareils enregistreurs, la plupart inventés par M. Marey, de réactifs chimiques, de microscopes, de spectroscopes, de polariseurs. Bref, toutes les sciences fournissent leur tribut au physiologiste désireux de donner à son tour au médecin des préceptes thérapeutiques d'une application sûre.

Telles sont, du côté de la physiologie, les légitimes espérances de la thérapeutique. Elle a le droit d'en concevoir d'aussi belles du côté de la chimie. Cette dernière, qui a rendu déjà tant et de si grands services à l'art de guérir, lui en rendra un dernier et le plus désirable de tous, celui de créer artificiellement les principes actifs qu'on est obligé encore aujourd'hui d'extraire des végétaux. La préparation des alcaloïdes au moyen des plantes est si longue, si dispendieuse, et peut être entravée dans certaines conjonctures d'une façon si préjudiciable aux intérêts de la santé publique, que les chimistes doivent s'appliquer à rendre désormais inutiles ces opérations d'un art grossier. La connaissance de la structure intime des molécules est assez avancée, la puissance des méthodes de synthèse est assez parfaite, pour qu'il ne soit pas téméraire d'entreprendre une pareille besogne. On reproduit de toutes pièces dans les vaisseaux d'un laboratoire les acides, les essences et les graisses des végétaux, on en prépare, au moyen de réactions nettes, les parfums pénétrants et les vives couleurs ; pourquoi ne découvrirait-on pas le secret de la formation de ces principes subtils, bienfaisants ou terribles selon les cas, qui tantôt rétablissent la santé compromise, tantôt éteignent la flamme de la vie ? Il est vrai que les essais tentés jusqu'ici dans cette direction n'ont pas été couronnés de succès ; du moins la médecine n'en a tiré aucun profit. C'est en poursuivant des recherches sur les moyens d'obtenir artificiellement la quinine et en étudiant dans ce sens la toluidine que M. Perkin découvrit en 1856, au lieu du précieux médicament qu'il cherchait, un composé rouge qui est devenu la source des couleurs d'aniline. Cet échec, d'un genre singulier, ne doit pas décourager les investigateurs ; une gloire durable est réservée à celui qui réussira là où M. Perkin n'a pas réussi.

Il est permis aussi de penser, comme le faisait remarquer dernièrement M. A.-W. Hoffmann, qu'il en sera désormais de la thérapeutique comme de la teinture. Aujourd'hui on ne cherche plus, comme autrefois, à obtenir les diverses nuances par des mélanges mécaniques de plusieurs matières colorantes. C'est le même principe qui, suivant la couleur qu'on veut obtenir, est soumis à une transformation chimique déterminée ; c'est la même molécule qui, modifiée dans sa structure profonde par des réactifs appropriés, devient successivement rouge, bleue, verte, violette. Celui qui observe d'un œil attentif l'influence de la chimie sur toutes les industries ne doute pas de la réalisation d'un progrès analogue dans d'autres directions ; il a la confiance que la thérapeutique parviendra un jour à modifier à son gré les propriétés des principes médicamenteux, non plus au moyen de mélanges dans la fiole du pharmacien, mais à l'aide de métamorphoses précises et déterminées, opérées dans l'intimité même de la molécule du principe actif. Des expériences récentes de MM. Crum-Brown et Fraser ont inauguré brillamment ce genre de recherches.

La thérapeutique a tiré parti et pourra de plus en plus bénéficier des travaux de la physique. L'application de l'électricité, de la chaleur, du froid, du magnétisme, de la lumière, au traitement des maladies en est encore au rudiment, quoique des résultats importants aient déjà été obtenus. Il faudra étudier avec un soin rigoureux l'action de ces forces diverses sur l'économie humaine. Ces forces elles-mêmes ne sont-elles pas étroitement liées au milieu cosmique dans lequel nous vivons, milieu soumis aux conditions générales de la mécanique céleste ? C'est dire que le progrès de l'art médical n'est pas indépendant de celui des recherches sur les rapports de l'organisme avec les agents qui semblent ne l'atteindre qu'à peine.

C'est ainsi que l'histoire nous montre toutes les sciences réagissant continuellement les unes sur les autres et se perfectionnant par de réciproques et profondes influences. C'est ainsi qu'elles se soutiennent et sont inséparables, et que toutes ensemble donnent finalement à l'art de guérir aussi bien qu'aux autres genres d'industrie une puissance et une sûreté croissantes. Telle est la vertu des spéculations et des expériences méthodiques entreprises sans aucun souci d'utilité ; mais, précisément parce que cette évolution multiple et laborieuse s'accomplit, à l'insu même de ceux qui en sont les ouvriers, sous l'influence d'un petit nombre d'idées générales dont la philosophie est la source permanente, il arrive, par une juste et admirable réaction, que les sciences fécondées par la philosophie la fécondent à leur tour.

ISBN : 978-1977996657

www.ingramcontent.com/pod-product-compliance
Lightning Source LLC
Chambersburg PA
CBHW050256230526
45470CB00005B/2287